DE L'EFFICACITE

ET PARTICULIÈREMENT DU MODE D'ACTION

DES

EAUX THERMALES DE VICHY,

DANS LES MALADIES DÉSIGNÉES SOUS LE NOM D'OBSTRUCTIONS

OU D'ENGORGEMENS CHRONIQUES.

La réputation des eaux thermales de Vichy contre les engorgemens chroniques, et particulièrement contre ceux des organes abdominaux, est si bien établie que c'est maintenant un cas dans lequel il n'est plus possible d'élever aucun doute sur leur efficacité. Comment en effet contester la valeur d'un remède qui a pour lui des siècles d'expérience et dont la réputation n'a jamais varié, quelques modifications qu'aient pu subir les théories médicales! On ne peut même attribuer à la mode, quoique souvent elle décide de la prospérité des établissemens thermaux, la moindre part à cette renommée. On est forcé de reconnaître qu'elles la doivent entièrement à leur mérite réel; que, si elles ont attiré de tout temps et si elles attirent encore, chaque année, un grand nombre de malades ayant des affections de cette nature, c'est uniquement parce qu'elles les guérissent, sinon toujours, du moins dans la plupart des cas, pourvu toutefois que les tissus engorgés n'aient encore subi aucune dégénération.

Aussi, je m'occuperai moins de démontrer leur efficacité, que de rechercher par quel procédé la guérison s'effectue.

Pour arriver, à cet égard, à des notions plus précises que celles que nous possédons, il me semble qu'il ne faut pas seulement étudier, comme on l'a fait jusqu'à présent, l'action que ces eaux exercent sur la vitalité de nos organes, mais qu'il est nécessaire d'examiner encore si les principes qui les minéralisent et que l'analyse chimique nous a fait connaître, ne sont pas susceptibles d'agir directement, et d'une manière tout-à-fait chimique, sur la matière qui constitue les engorgemens.

Les anciens, frappés du rôle important que jouent les liquides dans l'économie animale, se sont beaucoup occupés de leurs altérations; ils ont même pensé que ces altérations étaient le principe de toutes les maladies; mais, entièrement guidés par leur imagination, et privés des connaissances physiques et chimiques qui ne datent véritablement que des temps modernes, ils sont restés dans une ignorance complète sur leur nature, de sorte qu'ils ont plutôt rêvé des maladies humorales qu'ils ne les ont véritablement connues. Cependant il a été de tout temps si difficile de croire que nos liquides puissent rester étrangers à nos maladies, que leurs théories, toutes fondées qu'elles étaient sur des erreurs grossières ou sur de pures hypothèses, furent facilement admises, et qu'elles ont même régné pendant long-temps d'une manière presque exclusive.

Il est sans doute impossible d'admettre aujourd'hui les théories humorales ou chimiques des anciens ; cependant un grand nombre de faits rigoureusement observés ne permettent plus de douter que nos liquides ne soient véritablement altérés dans un grand nombre de maladies.

Dans celles qui nous occupent, par exemple, n'est-il pas évident qu'ils sont épaissis, coagulés, durcis et tout-à-fait en dehors du mouvement circulatoire ? Et, si l'étude de ces altérations et des véritables moyens de les combattre a été si négligée jusqu'à présent, ne le devons-nous pas aux médecins vitalistes exclusifs, dont les doctrines exercent encore une si grande influence sur la médecine, et qui, ne voulant voir dans l'organisme que des actes vitaux, sans tenir aucun compte des phénomènes physiques et chimiques qui s'y passent, ont précisément négligé par là ce qui pouvait nous éclairer davantage sur la nature des maladies et sur le traitement qu'il convient de leur appliquer ?

Quand on considère que nos fonctions ne s'exercent qu'à l'aide d'agens physiques, et qu'une grande partie des phénomènes de l'organisme peuvent être expliqués par les lois de la physique et de la chimie, il est difficile de ne pas accorder, à certains médicamens du moins, et surtout à ceux qui peuvent sans danger être administrés à une dose un peu élevée, le pouvoir d'exercer une action chimique sur l'économie animale.

La nature, en organisant les êtres vivans, leur a bien donné les moyens de lutter contre les agens extérieurs, mais cette force de résistance peut-elle les soustraire entièrement à leur influence? L'absorption elle-même, qui est considérée par les physiologistes comme un acte purement vital, et qui doit, par conséquent, avoir un peu de cette force de résistance, ne permet-elle pas l'introduction dans l'économie des élémens les plus divers et quelquefois les plus funestes à notre existence? Et ces élémens une fois introduits et mêlés à nos liquides, la force vitale, comme on l'appelle, est-elle assez puissante pour s'opposer à toute action chimique de leur part?

Si l'on avait des doutes sur la possibilité d'un pareil mode d'action, il suffirait pour les dissiper complètement, d'observer ce qui se passe chez les malades qui prennent les eaux de Vichy. En effet, quand on examine, à l'aide de papiers réactifs, les changemens que ce traitement apporte dans la nature de leurs sécrétions, on voit que toutes, même celles qui étaient très acides auparavant, passent promptement à un état alcalin plus ou moins prononcé, suivant la quantité d'eau qu'ils ont bue ou absorbée par la peau. C'est un effet que l'on peut constater, chaque jour, chez tous les malades, et l'on ne peut douter qu'il ne soit dû à la grande quantité de soude carbonatée que ces eaux tiennent en dissolution. (1)

Déjà, depuis surtout que notre célèbre chimiste, M. d'Arcet, a particulièrement appelé l'attention sur ce sujet, l'on a fait une heureuse application de la

(1) Pour que l'on puisse mieux juger de l'action que les eaux de Vi-

faculté que ces eaux possèdent au plus haut degré de rendre l'urine alcaline, à la dissolution des calculs urinaires dans la vessie. J'ai moi-même constaté (1) que, sous l'influence de cette médication, la gravelle disparaît avec la plus grande promptitude ; que l'on peut dissoudre par ce moyen des calculs d'un gros volume, particulièrement ceux d'acide urique, et qu'il ne faut, pour obtenir ce résultat, qu'un peu plus ou un peu moins de temps, suivant que ces calculs sont plus ou moins gros. Frappé des rapports qui existent entre la goutte et la gravelle d'acide urique, et très porté à croire que

chy doivent exercer sur l'économie animale, j'ai cru devoir joindre ici le tableau de leur analyse chimique par M. Longchamp.

SUBSTANCES CONTENUES dans les sources (1).	SOURCE de la GR. GRILLE.	SOURCE CHOMEL.	SOURCE du GR. BASSIN des bains.	SOURCE de L'HÔPITAL.	SOURCE des ACACIAS.	SOURCE LUCAS.	SOURCE des CÉLESTINS.
	Gramm.	Gramm.	Gramm.	Gramm.	Gramm.	Gramm.	Gramm.
Eau de dissolution	3970,0855	3969,9047	3969,6283	3969,3563	3967,8700	3969,0471	3967,6191
Acide carbonique libre .	3,7734	3,9592	4,2399	3.9176	5,1450	4,2807	4,4582
Carbonates { de soude. .	19,9258	19,9258	19,9258	20,2054	20,2054	20,3454	21.2961
{ de chaux . .	1,3993	1,3985	1,3719	2,0894	2,2675	2,0021	2,4414
{ de magnésie.	3397	0,3407	0,3467	0,3807	0,3886	0,3880	0,2910
Muriate de soude.	2,2803	2,2803	2,2803	2,1705	2.1705	2.1854	2,3162
Sulfate de soude	1,8900	1,8900	1,8900	1,6810	1,6810	1,5733	1,1018
Oxide de fer	0,0116	0,0123	0,0166	0,0080	0,0680	0.0118	0,0237
Silice	0,2944	0,2885	0,2905	0,1911	0,2040	0,1662	0,4525
Poids des eaux analysées.	4000,0000	4000,0000	4000,0000	4000,0000	4000,0000	4000,0000	4000,0000

(1) Les eaux de toutes les sources contiennent en outre une matière végéto-animale en trop petite quantité pour en pouvoir déterminer le poids.

Nota. Le litre ou pinte d'eau distillée pèse un kilogramme ; par conséquent, en prenant le quart des nombres portés dans la colonne de la Grande-Grille, par exemple, l'on connaîtra, à peu de chose près, le poids des substances qui sont contenues dans une pinte d'eau de cette source.

(1) *Du traitement médical des calculs urinaires et particulièrement de leur dissolution par les eaux de Vichy et les bi-carbonates alcalins.* Paris, 1834.

ces deux maladies tiennent à la même cause, quoique ayant leur siège dans des organes différens, j'ai pensé (1) que l'on pourrait également tirer parti de l'action chimique que ces eaux exercent sur toute l'économie pour attaquer et détruire la cause de la goutte; et les résultats que j'ai obtenus jusqu'à présent me donnent l'espérance de pouvoir bientôt démontrer que, dans la plupart des cas, les eaux de Vichy doivent être employées comme le remède le plus puissant qu'il soit possible d'opposer à cette cruelle maladie.

Je crois que c'est essentiellement aussi comme remède alcalin que les eaux de Vichy agissent sur les engorgemens chroniques et en amènent la résolution; mais pour que l'on puisse mieux juger de l'action chimique qu'elles me paraissent exercer dans ce cas, il est nécessaire d'appeler l'attention sur la nature des élémens qui constituent ces engorgemens.

Quand on observe attentivement la marche de ces affections, on voit qu'elles se développent toujours sous l'influence d'une cause irritante quelconque, et qu'elles revêtent plus ou moins complètement, dans l'origine, les caractères de l'inflammation. Si l'on veut s'en former une juste idée, c'est donc sous cette forme qu'il convient de les étudier. Or, si l'on s'en rapporte aux expériences microscopiques qui ont été faites, dans ce cas, par Wilson Philip, Hastings et Thomson, en Angleterre, et par Kaltenbrunner, en Allemagne, voici ce qu'on observe: pendant la première période, celle d'accroissement

---

(1) *Quelques considérations sur la nature de la goutte et sur son traitement par les eaux thermales de Vichy.* Paris, 1835.

ou de congestion, le sang afflue beaucoup plus abondamment qu'à l'ordinaire dans la partie irritée. La circulation est d'abord accélérée, et les vaisseaux capillaires sont plus ou moins distendus. La métamorphose du sang artériel en sang veineux est interrompue ; les globules offrent une teinte vive ; tendent, suivant Kaltenbrunner, à se coller ensemble et forment souvent de petits caillots qui passent par les canaux capillaires et reparaissent dans les veines. Si l'irritation continue, et que l'inflammation fasse des progrès, le sang continuant à s'accumuler, son mouvement se ralentit bientôt, se dérange, devient incertain ; il semble osciller dans ses canaux, sa coagulation augmente, puis il s'arrête tout-à-fait. Les parois des vaisseaux, distendues outre mesure, laissent échapper, dans les mailles du parenchyme, une matière coagulable, de nature albumineuse, qui vient encore accroître la tuméfaction et l'induration de la partie malade. Lorsque l'inflammation est grave et qu'elle dure long-temps, les stases du sang se manifestent dans plusieurs points à-la-fois, et là tuméfaction est alors beaucoup plus étendue.

En général, après une certaine durée, l'irritation venant à diminuer, l'inflammation et le gonflement commencent à décroître ; la circulation se calme et revient graduellement à l'état normal ; la congestion locale cesse, et la matière coagulable, qui constituait l'engorgement, est reprise par les vaisseaux absorbans et rentre dans la circulation ; mais cette augmentation de volume et de dureté ne se dissipe pas toujours aussi heureusement. Soit que la cause irritante ait long-temps persisté, soit que l'inflammation n'ait pas été soignée dès le principe et par des moyens convenables, il arrive quelquefois que la résolution ne se fait pas ou qu'elle est incomplète; l'engorgement subsiste, quoique les autres symptômes disparaissent; souvent même, au lieu de rester stationnaire, il fait de nouveaux progrès. Devenant par elle-même une cause persévérante d'irritation, la matière coagulable continue à s'accumuler dans le parenchyme et dans les vaisseaux capillaires du voisinage, elle s'y concrète, et la tumeur s'étend ainsi du centre à la circonférence.

L'étendue et la consistance de ces engorgemens varient nécessairement, suivant le volume naturel et la texture de l'organe affecté, mais leur mode de développement est partout le même (1), et la matière qui les constitue paraît être, dans tous les cas, presque entièrement composée d'albumine et d'une plus ou moins grande quantité de fibrine que le sang a déposées et qui sont coagulées dans les mailles du parenchyme et dans les vaisseaux capillaires de la partie malade.

Si maintenant l'on fait attention que l'albumine et la fibrine, que nous voyons former la base des engorgemens chroniques, sont solubles dans les alcalis, et si l'on se rappelle avec quelle facilité l'usage des eaux de Vichy non-seulement rend alcalines les sécrétions qui sont naturellement acides ou à l'état

---

(1) Les engorgemens de la rate qui sont si communs dans le pays où règnent habituellement des fièvres intermittentes, et qui acquièrent quelquefois un volume si considérable, me paraissent cependant devoir faire exception à cette règle. Dans ce cas, le sang est plutôt refoulé dans la rate, pendant les accès de fièvre, qu'il n'y est appelé pour une cause irritante ayant son siège dans cet organe lui-même. Ce n'est que quand, sous l'influence des mêmes causes, il en a souvent distendu les cellules, qu'il s'y est coagulé, qu'enfin, il y a formé un engorgement, qu'il peut y devenir, par lui-même, une cause d'irritation, et y amener de nouveaux désordres.

neutre, mais encore augmentent l'alcalinité de tous ceux de nos liquides qui sont déjà naturellement alcalins, ne semble-t-il pas très vraisemblable qu'en soumettant les malades à l'action de ces eaux, la matière qui constitue les engorgemens étant alors pénétrée et imbibée par des liquides beaucoup plus alcalins qu'à l'ordinaire, se trouve sous l'influence d'une action chimique qui tend à la ramollir, à la faire passer de l'état concret, où elle est, à l'état liquide, et qui la met ainsi dans des conditions favorables à l'absorption ? En admettant cette explication, on conçoit parfaitement comment s'opère la résolution des engorgemens, comment la matière qui les forme, rendue à l'état liquide, est reprise par les vaisseaux et rentre dans la circulation ; et nous verrons aussi pourquoi certains engorgemens résistent et ne guérissent pas. La marche que suit la résolution s'accorde aussi parfaitement avec cette explication. Ainsi, ce n'est qu'après un certain temps, quinze à vingt jours par exemple, et quelquefois beaucoup plus, c'est-à-dire lorsque les malades se sont saturés, soit en buvant, soit en se baignant, des sels alcalins que contiennent les eaux de Vichy, que l'on commence à remarquer quelques changemens dans l'état des engorgemens. Le premier effet du traitement qui devient sensible alors, c'est une diminution dans la dureté des tumeurs, un commencement de ramollissement, et ce n'est qu'ensuite que l'on observe de la diminution dans leur volume. Ce qui est pour moi hors de doute encore, c'est que la guérison est d'autant plus prompte et plus sûre, que l'état des malades leur a permis de supporter une plus grande quantité d'eau.

S'il est vrai, comme je viens de le dire, que les

eaux de Vichy agissent principalement, dans les affections qui nous occupent, en alcalisant les malades, c'est un effet qui mérite d'autant plus d'être bien étudié, dans tous les cas, qu'il peut jusqu'à un certain point servir de guide pour en diriger le traitement; puisque le médecin peut toujours, en essayant l'urine ou la transpiration avec des papiers réactifs, savoir à quel point en est l'alcalisation, c'est-à-dire mesurer en quelque sorte l'action du remède, et conséquemment juger par ce moyen s'il est nécessaire de rendre le traitement plus ou moins actif.

Il faut dire cependant qu'il n'est pas toujours possible de pousser l'alcalisation aussi loin qu'on pourrait le désirer. La susceptibilité nerveuse, l'existence de certaines complications ou l'état de l'engorgement lui-même, ne permettent pas à tous les malades de la supporter avec la même facilité. Aussi, sont-ce là des conditions dont le médecin ne doit jamais négliger de tenir compte. D'ailleurs, les phénomènes dont s'accompagne ordinairement l'alcalisation, qu'ils en soient une conséquence ou qu'ils dépendent d'autres causes, varient tellement, quoique dans des cas en apparence les mêmes, qu'il est toujours nécessaire, pour éviter les accidens qui pourraient se développer, de surveiller les malades avec la plus grande attention, et de procéder, dans tous les cas, avec la plus grande prudence.

Voici au reste les principaux effets que déterminent les eaux de Vichy, indépendamment de l'alcalisation, chez les malades soumis à leur action, et qu'il importe le plus de connaître pour mieux apprécier les cas dans lesquels ces eaux peuvent être employées avec espérance de succès, et les distin-

calisation, sous une température moins élevée, n'augmente pas la transpiration d'une manière sensible. La sueur est néanmoins toujours assez abondante, pendant la saison chaude, pour qu'il soit facile de s'assurer de son état acide ou alcalin. Cette sécrétion peut être portée à un très haut degré d'alcalinité; c'est ce que j'ai constaté chez quelques malades qui buvaient une grande quantité d'eau minérale, et chez lesquels le papier de tournesol, rougi par un acide, passait à l'instant au bleu le plus foncé, aussitôt qu'on l'humectait un peu en l'appliquant sur la peau.

Quant aux sécrétions fournies par les membranes muqueuses, comme, dans l'état de santé, elles sont ordinairement à l'état alcalin ou au moins à l'état neutre (1), si ce n'est celles que renferme l'estomac, et plus particulièrement pendant l'acte de la digestion, les boissons alcalines ont sur elles un effet beaucoup moins sensible; cependant elles ne restent nullement étrangères à leur action : il est facile de s'assurer qu'elles acquièrent promptement un degré d'alcalinité qu'elles n'avaient pas auparavant. Les boissons alcalines paraissent aussi avoir pour effet de rendre ces sécrétions beaucoup moins abondantes. C'est du moins ce qu'on observe

---

(1) Je connais cependant quelques personnes chez lesquelles la sécrétion de la bouche, et particulièrement celle des gencives, est habituellement acide, quoique ces personnes soient du reste bien portantes et qu'il n'existe surtout chez elles aucun autre symptôme d'inflammation à l'estomac. Dans ce cas, les dents sont ordinairement blanches, jamais enveloppées de tartre; mais elles s'altèrent ordinairement de très bonne heure. Elles paraissent usées et comme coupées au niveau des gencives. Ne pourrait-on pas, dans ce cas, en se lavant souvent la bouche avec de l'eau rendue alcaline, neutraliser l'acide que sécrètent les gencives, et, par ce moyen, conserver ses dents?

ordinairement, lorsqu'on emploie les eaux de Vichy contre certains catarrhes chroniques, et notamment contre ceux de la vessie. Cet effet m'a surtout paru extrêmement remarquable chez un malade auquel j'ai donné des soins à Vichy en 1834. Il avait depuis dix mois un catarrhe de vessie qui s'était développé à la suite de cautérisations pratiquées dans le but de guérir des rétrécissemens du canal de l'urètre. La quantité de mucus que l'urine contenait était énorme. Quand on la mettait déposer dans un flacon transparent, pour mieux en juger, on voyait le dépôt en occuper, sans exagération, au moins la moitié. Après huit jours de l'usage des eaux, cette sécrétion avait diminué de plus des trois quarts, et, après trois semaines de séjour, le malade quitta Vichy dans un état tellement amélioré, sous tous les rapports, qu'il se croyait guéri. Cependant, quelques semaines après son départ, le catarrhe fit de nouveau quelques progrès. Ce malade est revenu à Vichy pendant la saison dernière. Son état était incomparablement meilleur que l'année précédente. Cette fois, ce n'a été qu'au bout de quinze jours que l'affection catarrhale a commencé à diminuer d'une manière sensible; mais ensuite l'amélioration a été très rapide. Lors de son départ, après vingt-huit jours de bains et d'eau en boisson, c'est à peine si l'on apercevait encore quelques flocons de mucosités dans son urine. N'est-ce pas à cette propriété que possèdent les eaux de Vichy, de diminuer la sécrétion des muqueuses, qu'il faut attribuer la rareté des selles que l'on observe si communément chez les malades qui en font usage ?

Les eaux de Vichy exercent évidemment une action très énergique sur la circulation. Elles augmentent non-seulement l'activité des vaisseaux sanguins, mais aussi celle de tout le système lymphatique. Lorsque les malades ont des plaies, ordinairement elles ne tardent pas à devenir rouges, douloureuses et saignantes. Aussi ces eaux ne conviennent-elles nullement dans les maladies du cœur, dans les catarrhes pulmonaires encore accompagnés d'une certaine irritation, chez les phthisiques, chez les malades sujets à l'hémoptysie, et en général dans toutes les affections des organes qui, comme les poumons, joignent à une organisation éminemment vasculaire une grande irritabilité. Mais si elles peuvent être nuisibles dans les cas que je viens d'indiquer, à cause de l'action qu'elles exercent sur le système vasculaire et qu'il faut sans doute attribuer à l'alcalinité plus grande que le sang a alors acquise; précisément à cause de cette même action, et employées avec discernement, elles fournissent à la médecine le moyen sans contredit le plus puissant que l'on connaisse pour combattre la plupart des affections chroniques, et particulièrement celles si nombreuses et si variées qui ont leur siège dans les organes du bas-ventre. N'est-ce pas aussi à cette légère excitation qu'elles provoquent dans tout le système vasculaire qu'il faut attribuer les heureux effets qu'on en obtient dans la chlorose, dans les affections du système lymphatique, et particulièrement chez les enfans scrofuleux.

En rendant le sang plus alcalin, les eaux de Vichy le rendent aussi nécessairement plus fluide, ou du moins elles s'opposent à son épaississement. C'est une observation qui semble avoir été faite par la plupart des médecins qui les ont administrées. « Ces eaux, dit Emmanuel Tardy, qui en était l'in-

« tendant vers le milieu du dix-huitième siècle, ne
« conviennent point à toutes les maladies qui sont
« l'effet de *la trop grande ténuité ou dissolution du*
« *sang.* »

Desbrets, qui écrivait en 1778, dit aussi qu'on
ne doit jamais les prescrire aux malades qui sont
attaqués du scorbut, ou qui ont une disposition à
cette maladie. « Elles ne conviennent donc, ajoute-
« t-il, dans aucune des circonstances où l'on peut
« soupçonner de l'alcalescence dans les humeurs,
« lorsque *le sang est dissous*, etc. (1) »

(1) Cet effet des eaux de Vichy sur la fluidité de sang, et la facilité avec
laquelle on peut partout composer des boissons alcalines et des bains
de même nature, m'ont souvent donné la pensée que l'ont obtiendrait
d'heureux résultats de l'alcalisation appliquée au traitement du choléra, pour combattre la tendance du sang à s'épaissir et le ralentisse-
ment de la circulation qui en est la suite. Ne serait-ce pas, en effet, le
moyen de lui restituer les sels et notamment le carbonate de soude qu'il
contient dans l'état de santé, mais qui, dans cette affection, s'en sépa-
rent avec sa partie aqueuse, et que l'on retrouve dans les évacuations
intestinales des cholériques? C'est dans un but semblable que le docteur
Thomas Latta, pendant l'épidémie de 1832, en Écosse, et ensuite,
plusieurs autres praticiens ont essayé des injections dans le système
veineux avec une dissolution saline, espèce de sérum artificiel, plus ou
moins analogue à celui du sang, et qui était, en général, composée de
trois gros de sel commun et d'un scrupule de carbonate de soude dans
cinq à six livres d'eau. Les résultats plus ou moins heureux qu'ils ont
obtenus, quoique les tentatives n'aient presque jamais été faites que sur
des cholériques cyanosés et considérés par les médecins comme voués
à une mort certaine (*article choléra, du Dictionnaire de médecine, deuxième
édition*, par M. le docteur Dalmas), font regretter qu'ils n'aient pas connu
la facilité avec laquelle on peut arriver au même résultat avec des bains
alcalins, lors même qu'ils sont employés seuls et sans le secours d'eau
de même nature prise en boisson. Au lieu d'attendre jusqu'à la dernière
extrémité pour faire des injections dans les veines, opération toujours
plus ou moins difficile et qui n'est pas sans danger, ils n'auraient eu
aucun motif pour ne pas avoir recours, dès le début de la maladie, au
moyen que je propose, et il est probable qu'ils en auraient alors obtenu des avantages beaucoup plus grands que des injections elles-mê-
mes, faites à une époque aussi avancée de la maladie.

Les effets que les eaux de Vichy produisent sur le système nerveux varient à l'infini. Ils dépendent tout-à-fait de la susceptibilité plus ou moins grande et quelquefois très mobile de chaque malade. En général, ils supportent facilement la dose ordinaire, qui varie de trois à six verres par jour, lorsque les voies digestives ne sont pas dans un état trop grand d'irritation, ou qu'elles ne sont le siège d'aucune inflammation à l'état aigu. J'ai même vu des malades en prendre, dans certains cas où une forte alcalisation me semblait nécessaire, jusqu'à quinze, vingt verres et même davantage, indépendamment d'un et quelquefois de deux bains, non-seulement sans inconvénient, mais avec un grand avantage pour leur santé. D'autres malades, au contraire, ne peuvent pas en boire, même en très petite quantité, quoique se trouvant en apparence dans des conditions convenables pour les prendre; mais ce sont des exceptions rares, et encore, dans ce dernier cas, peut-on tirer un très grand avantage des bains employés seuls, et que l'on répète alors plus souvent.

Pendant les premiers jours du traitement, on ne remarque pas en général d'effets bien sensibles. Quelquefois seulement les malades se plaignent de pesanteurs de tête, et disent éprouver, dans le jour, du penchant au sommeil; ce qui peut provenir de ce que, soit aux fontaines, soit au bain, ils ont respiré un air chargé de l'acide carbonique que ces eaux dégagent en très grande quantité. Au bout de très peu de jours, lorsque les organes digestifs ne sont pas trop fortement affectés, l'appétit manque rarement de se développer, il devient même quelquefois si vif qu'il est fort difficile d'empêcher les malades de s'y livrer complètement; mais il ne per-

2

siste pas ordinairement au même degré pendant tout le cours du traitement. Il se calme naturellement après un certain temps, et il se perd même tout-à-fait, lorsque les malades en abusent.

A une époque un peu plus avancée du traitement, mais qui varie beaucoup, suivant la susceptibilité des malades, la quantité d'eau prise en boisson, le nombre et le degré de force des bains, on commence à observer une certaine excitation du système nerveux. Quelques malades du moins se plaignent de mal dormir, d'avoir le sommeil agité. Ils éprouvent quelquefois des picotemens, des démangeaisons à la peau, une agitation générale, et l'on remarque alors assez ordinairement aussi une sensibilité plus grande des organes malades. Cette excitation, tant qu'elle ne va pas plus loin, n'a rien qui doive inquiéter; il semble même qu'elle soit nécessaire pour modifier les affections chroniques et en amener la résolution. Cependant, quand elle continue à augmenter, que l'appétit devient moins vif, et particulièrement lorsque les malades commencent à éprouver de la répugnance à boire, il est prudent de faire cesser le traitement, ou au moins de le suspendre pendant quelques jours, si l'on pense qu'il soit nécessaire de le continuer plus long-temps. On peut quelquefois alors, pour calmer les malades, leur faire prendre quelques bains d'eau douce, mais ordinairement cela n'est nullement nécessaire, le calme revient naturellement, il suffit pour cela de quelques jours de repos. Ces symptômes ne s'observent d'ailleurs que sur un certain nombre de malades. On en rencontre beaucoup chez lesquels, malgré une grande quantité de bains et d'eau en boisson, ils sont à peine sensibles. Une chose même digne de remarque, c'est que nous voyons souvent, sous cette médication essentiellement tonique et excitante, des affections nerveuses, mais particulièrement celles qui ont leur siège dans le système ganglionnaire du grand sympathique, se calmer et même guérir parfaitement. J'ai observé plusieurs cas de ce genre, l'un d'eux mérite d'être cité. Le sujet était une jeune dame de Moulins, qui vint à Vichy le 4 juillet 1834. Après un accouchement qui avait eu lieu treize mois auparavant, elle fut prise de douleurs vives dans les hypochondres, et quelque temps après d'une fièvre intermittente qui dura sept mois. Elle m'assura que les ovaires et la rate avaient été le siège de gonflemens très considérables que les médecins, qui lui avaient donné des soins, avaient parfaitement constatés. Ses règles, qui avaient reparu depuis l'accouchement, s'étaient supprimées lorsque la fièvre intermittente se manifesta. A son arrivée il ne restait plus, ou du moins je ne pus reconnaître qu'une légère tuméfaction à la rate. Cependant cette malade était dans un état de maigreur et de faiblesse extrême, et depuis quatre mois, elle était prise, presque tous les deux ou trois jours, de douleurs vives dans la direction de l'ovaire droit, accompagnées de coliques utérines des plus violentes; il se joignait à cela des spasmes et des douleurs dans tout le ventre. Elle ne pouvait rester qu'assise dans son lit et penchée en avant; elle gardait presque constamment cette position pendant vingt-quatre heures et quelquefois davantage que duraient ses crises, sans pouvoir rien prendre, pas même une gorgée d'eau. Il n'y avait pas de fièvre. La malade était si faible dans l'intervalle des crises, qu'elle ne pouvait faire quelques pas que soutenue par deux personnes. Je voulus de suite la renvoyer, presque certain que les eaux seraient impuissantes, si elles n'étaient pas nuisibles; il fallut toute son insistance pour que je consentisse à en essayer à très faible dose. Je fus bientôt obligé de renoncer tout-à-fait à lui en faire prendre en boisson, car elle ne pouvait en supporter la plus petite quantité; mais elle m'assura qu'elle se trouvait très bien des bains, et elle les continua. Il faut dire qu'elle avait souvent essayé chez elle des bains d'eau douce, qu'ils ne lui avaient fait aucun bien, et que même elle avait beaucoup de peine à les supporter. Cette malade éprouva encore trois de ses crises dans les premiers jours qu'elle passa à Vichy, mais ensuite elles disparurent complètement. Elle prit habituellement deux bains par jour, et je fus tout étonné de la voir se rétablir avec la plus grande rapidité. Elle resta à Vichy jusqu'au 28 août. Elle marchait alors très facilement, ne souffrait plus, mangeait et digérait bien; elle avait déjà repris toutes ses forces et une grande partie de son embonpoint; cependant ses règles n'avaient pas encore reparu.

Tous les auteurs anciens, qui ont écrit sur les eaux de Vichy, les ont considérées comme étant purgatives. Ainsi Claude Fouet dit, en parlant de leurs vertus, qu'elles sont apéritives, désopilatives et *purgatives*. On a peine à concevoir comment une semblable opinion a pu s'accréditer. Le fait est que si elles ont jamais été purgatives, ce dont il est permis de douter, elles ne le sont plus aujourd'hui. Déjà Desbrest s'est élevé contre cette opinion. « Il « est bien étonnant, dit-il, que tous les médecins, « tant de la capitale que des provinces, regardent « les eaux de Vichy comme ayant particulièrement

« la propriété d'être purgatives, tandis que l'obser-
« vation et l'expérience prouvent, incontestablement,
« qu'elles font presque toujours un effet contraire;
« c'est-à-dire qu'elles resserrent et qu'elles consti-
« pent le plus grand nombre de malades qui en font
« usage.» Telle est en effet l'action qu'elles produisent ordinairement. Lorsqu'elles agissent comme
purgatives, ce qui est rare, cela paraît tenir à quelques circonstances particulières, telles que, par
exemple, l'existence de quelque affection intesti-
nale, un mauvais régime, ou bien à ce que le malade en a bu plus que son estomac ne pouvait en
supporter; et encore presque toujours alors il suc-
cède à ce dérangement momentané une constipation opiniâtre que l'on est souvent obligé de combattre, soit par des lavemens, soit par quelques
laxatifs.

Indépendamment des différences que l'on observe dans les effets des eaux de Vichy, suivant la
susceptibilité nerveuse des malades, la nature de
leurs maladies ou les complications qu'elles peuvent
offrir, il en est d'autres qui tiennent évidemment
aux sources dont on fait usage, et qui feraient supposer qu'elles n'ont pas toutes la même composition
chimique. C'est ainsi que l'expérience démontre
que, dans des affections de même nature, leur action médicale n'est pas exactement la même, et que
par conséquent elles ne doivent pas être conseillées
indistinctement dans tous les cas. Cependant, si
cherche l'on la cause de ces différences, on ne la
trouve pas, ou du moins on n'en trouve aucune qui
puisse en donner une explication satisfaisante.

Toutes ces remarques n'avaient point échappé à la
sagacité et à la longue expérience de M. Lucas.

« Les sept sources de Vichy, dit-il(1), présentent
« dans leur emploi médical des différences bien plus
« importantes qu'on ne pourrait le croire d'après
« l'analyse chimique; et bien qu'il soit difficile d'é-
« tablir *à priori* la raison de ces différences , des ob-
« servations nombreuses, renouvelées depuis vingt-
« trois ans, ne me laissent aucun doute à cet égard.
« Dans cet état d'incertitude, il faut interroger la
« susceptibilité des organes, la mobilité nerveuse
« des malades; il faut tâtonner; et pendant tout le
« cours du traitement, cette même circonspection
« est nécessaire, surtout suivant les changemens de
« l'atmosphère : la température, le degré d'humi-
« dité, l'état électrique de l'air, sont des causes in-
« fluentes qu'il n'est jamais permis de négliger. »

Ce qui prouve cependant que de tous les phénomènes que détermine l'usage des eaux de Vichy,
l'alcalisation est celui auquel on doit attacher le plus
d'importance; c'est que c'est le seul qui soit con-
stant chez tous les malades, quelle que soit la nature
de leurs maladies et la source dont ils fassent usage.
L'alcalisation est seulement en général plus ou moins
prononcée, suivant la quantité d'eau qu'ils boivent
ou absorbent par la peau. On rencontre bien , il est
vrai, des malades chez lesquels il faut une plus
grande quantité d'eau que chez d'autres pour entre-
tenir l'alcalinité des sécrétions, ce qui tient sans
doute à ce que quelques-uns ont plus de tendance
à l'acidité que d'autres; mais à cela près d'un peu
plus ou d'un peu moins d'eau, on est toujours certain d'arriver à ce résultat, qui paraît être indispen-
sable au succès du traitement.

(1) *Notice médicale* faisant suite à l'*Analyse des eaux de Vichy*, par
M. Longchamp.

Quoique les eaux de Vichy soient sans aucun doute le remède le plus puissant que la médecine possède contre les engorgemens chroniques, et particulièrement contre ceux du foie et de la rate, je suis loin de penser, et surtout de vouloir persuader qu'elles doivent réussir dans tous les cas. La gravité de ces affections varie tellement, suivant qu'elles sont récentes ou anciennes; elles peuvent subir avec le temps de si grandes transformations, et avoir des complications si différentes, qu'il est évident qu'elles ne peuvent pas toutes offrir les mêmes chances de guérison, et qu'on doit nécessairement et même fréquemment en rencontrer de complètement incurables.

Les eaux de Vichy réussissent parfaitement dans tous les cas d'engorgemens, pourvu que la matière qui les forme, pas plus que la texture même de l'organe malade, n'aient encore éprouvé aucune altération; d'où il résulte que les chances de guérison doivent être d'autant plus grandes que la maladie est moins ancienne. Sans doute les engorgemens peuvent rester long-temps stationnaires, et par conséquent susceptibles de guérison; cependant l'ancienneté d'un engorgement est déjà une circonstance peu favorable, parce que, en général, lorsque ces maladies subsistent long-temps, la matière coagulable s'accumule et se concrète de plus en plus, la tumeur durcit, les tissus s'unissent entre eux, les vaisseaux s'oblitèrent et par conséquent la circulation devient gênée, l'absorption difficile, toutes conditions qui, si elles ne s'opposent pas entièrement à la guérison, la retardent nécessairement. La résolution des engorgemens est encore plus difficile, si même elle est possible, lorsque des vaisseaux se sont formés dans la matière coagulable épanchée,

qu'ils se sont anastomosés avec ceux du voisinage,
et qu'il en est résulté ainsi un tissu de nouvelle for-
mation qui change alors tout-à-fait la nature de la
tuméfaction. Enfin ces engorgemens, au lieu de
guérir, pourraient être aggravés par l'emploi des
eaux, si, les malades ayant attendu beaucoup trop
tard pour en réclamer l'usage, la dégénération s'en
était déjà emparée.

L'on conçoit, d'après cela, combien il est important, avant de soumettre les malades affectés d'engorgemens à l'action des eaux de Vichy, de les examiner avec attention, d'en explorer avec soin tous les
organes, afin de se procurer des notions aussi exac-
tes que possible sur le siège de ces affections, sur
leur ancienneté, leur étendue, leurs complications,
et de s'assurer s'il ne s'y est pas déjà fait un travail
qui en ait amené la désorganisation. Une grande
attention et un tact très exercé sont d'autant plus
nécessaires, dans un semblable examen, qu'il serait
à désirer que l'on pût aussi distinguer ces affections, ce qui, comme on sait, n'est pas toujours facile, d'une foule d'autres tumeurs, de nature très
différente, contre lesquelles les eaux de Vichy sont
tout-à-fait impuissantes, telles que les tumeurs fi-
breuses, les tumeurs enkystées, celles qui renfer-
ment des hydatides, des tubercules, etc., etc.

Il est sans doute bien difficile, malgré l'attention
la plus scrupuleuse et une grande habitude d'explorer des malades, d'arriver toujours à un diagnos-
tic très exact, de ne pas conserver quelquefois un
peu d'incertitude sur la nature de ces affections;
mais alors, si l'on se décide à faire usage des eaux,
c'est le cas de procéder avec prudence, de tâtonner,
comme le recommande M. Lucas; et si, après un

essai plus ou moins long, l'on acquiert la certitude que l'on s'est trompé, il ne faut jamais hésiter à renvoyer les malades.

Les engorgemens qui peuvent être avantageusement combattus par les eaux de Vichy, ne cèdent pas tous avec la même promptitude et la même facilité; et la résistance qu'ils opposent ne tient pas seulement à leur ancienneté, à leur volume et à la consistance qu'ils peuvent avoir acquise, mais bien aussi à ce qu'ils ont leur siège dans tel ou tel organe, plutôt que dans tel autre. Ceux contre lesquels ces eaux réussissent le mieux, sont évidemment les engorgemens du foie. Il n'est pas de réputation mieux établie et mieux méritée que celle dont les eaux de Vichy jouissent sous ce rapport. C'est dans ce cas, de même que dans les coliques hépatiques et dans tous les embarras des conduits biliaires, que l'on peut véritablement dire qu'elles font des miracles. Aussi, toutes les fois que ces engorgemens ne sont pas encore passés à l'état cancéreux, ou qu'ils n'ont pas subi quelques autres altérations qui les rendent tout-à-fait incurables, l'on peut assurer, avec la presque certitude de ne jamais se tromper, que ces eaux les guériront, si les malades veulent y mettre le temps nécessaire et se soumettre à un régime convenable, soit pendant leur séjour à Vichy, soit après. Mais il faudrait surtout qu'ils n'arrivassent pas avec le projet, arrêté d'avance, de ne rester que tant de jours, de ne faire que ce qu'ils appellent une saison; qu'ils comprissent bien que toutes ces affections ne se ressemblent pas, et que la durée du traitement ne peut pas être la même dans tous les cas. L'on conçoit aussi sans peine que des maladies, qui mettent souvent des années à se développer, ne peuvent pas toujours guérir en une seule saison, et que, par conséquent, il est quelquefois nécessaire que les malades reviennent une deuxième année et même, dans certains cas, un plus grand nombre de fois. Lorsque se trouvant dans ce dernier cas, les malades ne peuvent pas revenir plusieurs années de suite, ils n'obtiennent qu'un demi-succès. En général ils se portent bien, ou du moins beaucoup mieux, pendant un an; la seconde année, ils sont moins bien, et presque toujours ils sont ensuite forcés de revenir. J'en connais qui reviennent ainsi à Vichy depuis très long-temps, à des intervalles de deux ou trois ans, suivant qu'ils en sentent plus ou moins la nécessité.

Mais, pour donner une idée plus exacte des heureux effets que l'on peut obtenir, dans les affections du foie, de l'usage des eaux de Vichy, je crois devoir rapporter quelques faits que j'ai choisis parmi ceux que j'ai été à même de recueillir.

La femme d'un de mes confrères de Paris, Me P....., me fut amenée par son mari vers la fin de juillet 1833, dans l'état suivant: Depuis dix-huit mois, elle se plaignait de douleurs aiguës dans tout le côté droit du corps, plus particulièrement dans les deux cavités principales. Ces douleurs semblaient suivre exactement tout le trajet du grand nerf sympathique. Tant que cette malade gardait le repos, elle ne souffrait pas ou du moins elle souffrait peu; mais dès qu'elle voulait marcher, toute l'extrémité inférieure droite, depuis la hanche, était comme frappée de paralysie, et la marche était accompagnée de douleurs telles que la défaillance aurait pu s'ensuivre, s'il elle avait voulu continuer.

Il existait à l'hypochondre droit une tumeur, qui

s'était développée graduellement, et qui était devenue assez considérable pour soulever les côtes et donner à la poitrine, de ce côté, au moins deux pouces de diamètre de plus que du côté opposé. Cette tumeur paraissait avoir son siège dans la portion du lobe droit du foie qui avoisine le sillon de la veine ombilicale. Elle avait une forme arrondie, dépassait le bord des fausses côtes de plus de quatre travers de doigt, et se terminait près de l'ombilic par une sorte de pointe mousse que l'on rencontrait facilement en enfonçant les doigts au-dessous, les parois du ventre étant dans le relâchement. Elle était très dure et rien n'y annonçait la présence d'un liquide. Les autres parties du foie paraissaient dans l'état sain et tout le reste du ventre était parfaitement souple. Il n'y avait non plus ni coloration en jaune de la peau, ni aucune altération dans les traits. MM. Lerminier, Guersant, Chomel, Dupuytren et Baudelocque avaient examiné cette malade avec la plus grande attention. La plupart étaient assez disposés à voir dans la tumeur qu'elle portait une hydatidocèle; quelques-uns craignaient qu'il n'y eût un commencement de dégénérescence au foie ; tous avouaient néanmoins leur incertitude sur la nature de cette maladie. Après avoir essayé sans succès l'usage du sel marin et des mercuriaux, tant à l'intérieur qu'à l'extérieur, il fut décidé qu'on l'enverrait à Vichy.

Mon incertitude ne fut pas moins grande que celle des patriciens distingués qui avaient examiné la malade à Paris. La tumeur paraissait bien faire corps avec le foie; cependant, comme, malgré un volume très considérable, elle était circonscrite dans de certaines limites, qu'elle n'intéressait qu'une partie de cet organe, et que le reste semblait dans l'état sain, on pouvait douter que ce fût un engorgement du foie et croire à l'existence d'une hydatidocèle ou d'une tumeur de tout autre nature. C'est dans cette incertitude que nous essayâmes l'action des eaux.

La malade, qui avait toujours eu une grande répugnance à avaler une boisson quelconque, craignit de ne pouvoir pas les supporter. Cependant je la mis de suite à l'usage de celle de la fontaine de la Grande-Grille qu'elle supporta facilement, de même que les bains. Pendant les premiers jours, la tumeur devint un peu plus sensible qu'à l'ordinaire; néanmoins, je remarquai bientôt qu'elle diminuait sensiblement de volume, et j'en fus d'autant plus étonné que cela n'arrive pas ordinairement avec autant de promptitude. Le douzième jour, il survint un vomissement bilieux extrêmement abondant, et, à dater de ce moment, la sensibilité diminua beaucoup, en même temps que le volume de la tumeur. Ce qui en restait conservait encore assez de dureté. Vers le vingtième jour, l'hypochondre, ainsi que les fausses côtes, s'étaient considérablement affaissés, et il fallait chercher profondément pour trouver ce qui restait de la tumeur. La marche devint incomparablement plus facile. Enfin tous les symptômes s'améliorèrent avec une promptitude extraordinaire, et la malade quitta Vichy le vingt-huitième jour du traitement, ce qui me semblait un temps bien limité pour obtenir un succès durable.

Le résultat obtenu par l'action des eaux me semble démontrer que nous avions affaire à un engorgement du foie; car on n'aurait certainement pas obtenu une semblable amélioration, si cette tumeur avait été une hydatidocèle, une hydropisie enkystée ou quelque altération organique du foie.

L'amélioration fit encore des progrès après le départ de la malade; mais des circonstances particulières s'étant opposées à ce qu'elle pût revenir à Vichy une seconde année, la guérison n'a pas été complète. Elle souffre encore de temps en temps, et la tumeur reprend quelquefois un peu de volume. On combat alors cette tendance à reparaître par quelques moyens plus ou moins énergiques. Néanmoins elle se félicite encore du bien que lui ont fait les eaux de Vichy; car elle marche facilement, son engorgement n'est jamais revenu au point où il était, et en général il n'y a pas de comparaison entre son état actuel et celui où elle était avant d'y venir.

M. de M...., d'Abbeville, âgé d'environ 48 ans, vint à Vichy, le 18 juin 1834, pour une affection du foie dont le début remontait à plus de trois ans. Sans jamais avoir eu une inflammation très aiguë de cet organe, il ressentait habituellement des douleurs plus ou moins vives dans l'hypochondre droit et jusque dans la région épigastrique. Il éprouvait en outre, à des intervalles irréguliers, en général de quelques semaines, des coliques hépatiques qui duraient quelquefois deux ou trois jours, avec couleur ictérique de la peau, inappétence, diarrhée, mais jamais de vomissemens. Dans les intervalles, digestions lentes, difficiles; constipation habituelle. Pendant l'épidémie cholérique de 1832, les coliques devinrent beaucoup plus vives et plus fréquentes. M. de M.... maigrit beaucoup, et devint triste. On reconnut l'exercice d'un engorgement très considérable, qui occupait tout le lobe gauche du foie, avec une grande sensibilité dans toute la région

épigastrique. Les divers moyens qui furent employés, et, entre autres, l'établissement d'un séton
sur la région malade, avaient amené un peu de diminution dans son volume. Les coliques ne s'étaient
pas renouvelées depuis quelques mois, lorsque le
malade arriva à Vichy; cependant l'engorgement
me parut encore très gros. Il remplissait tout l'épi-
gastre, et dépassait surtout les côtes, à droite, de
trois à quatre travers de doigt. Je fis supprimer le
séton qui gênait le malade, et qui pouvait devenir
très douloureux pendant le traitement, bien con-
vaincu d'ailleurs que les eaux suffiraient seules pour
guérir cette affection. Nous commençâmes le traitement par trois verres d'eau de la Grande-Grille et
un bain avec moitié eau minérale, le matin. Nous
pûmes bientôt rendre le traitement plus actif. Au
bout de très peu de jours, les digestions devinrent
meilleures, et déjà, le 3 juillet, l'engorgement me
parut moins sensible et moins volumineux. Le 15,
la diminution de l'engorgement était remarquable.
Le malade prenait alors cinq à six verres d'eau à jeun
et deux bains par jour, dont un d'eau minérale pure.
L'alcalisation, comme on peut le supposer, se manifestait d'une manière très prononcée dans toutes les
sécrétions. Enfin, le 24, lorsque le malade quitta
Vichy, la tumeur avait diminué de près des deux
tiers; il n'y avait presque plus de sensibilité, et les
digestions se faisaient très bien.

M. de M.... continua à éprouver de l'amélioration
après son départ. Cependant il lui survint encore
quelques légères douleurs pendant l'hiver, une
sorte de ressentiment de son ancienne affection.
L'ayant vu à Paris, à cette époque, je l'engageai à
reprendre pendant trois semaines de l'eau de Vichy

transportée. Il s'en trouva très bien. Il est revenu à Vichy, d'après la recommandation que je lui en avais faite, au mois de juillet dernier. Je l'ai examiné à son arrivée, et j'ai à peine trouvé des traces de son engorgement. Sa santé était d'ailleurs excellente. Cette fois, il n'a pris les eaux que pendant vingt-huit jours, et, à son départ, le 6 août, on pouvait le considérer comme entièrement guéri.

Le fait suivant est le plus remarquable de tous ceux que j'ai recueillis sur la même affection. Il est un exemple de ce que peuvent les eaux de Vichy, dans les cas les plus graves d'engorgemens du foie, lorsque les malades consentent à en prolonger l'action, en raison de cette gravité, et qu'ils se trouvent d'ailleurs dans des conditions qui permettent de rendre le traitement très actif.

M. H..., architecte, demeurant à Paris, avait déjà eu trois fluxions de poitrine à l'âge de seize ans, mais sans que sa constitution, qui était très forte, en parût souffrir. A vingt-et-un ans, à la suite d'un concours public, qui avait exigé beaucoup de travail et plusieurs nuits passées sans sommeil, il lui survint une dysenterie des plus violentes et qui l'affaiblit tellement, que, s'étant un jour laissé tomber dans une partie de son appartement, il y passa plusieurs heures sans pouvoir retrouver assez de force pour regagner sa chambre. Cette dysenterie disparut, mais elle fut remplacée par de vives douleurs dans les voies urinaires, particulièrement vers la prostate et dans les reins. Il urina du sang à plusieurs reprises, et il eut ensuite un écoulement muqueux qu'on ne pouvait attribuer à aucune cause vénérienne, et qui fut, ainsi que les douleurs des reins, très tenace, malgré les moyens les plus convenables qui furent employés pour les combattre.

Tous ces symptômes se dissipèrent cependant, et si bien qu'ils ne reparurent nullement pendant un voyage très fatigant qu'il fit en Italie et en Sicile, et qui dura deux ans.

A son retour à Paris, en 1828, obligé de changer complètement sa manière de vivre et de se livrer au travail du cabinet, il perdit le sommeil et ses digestions devinrent laborieuses. Il gagna un rhume qui, sans être fort, ne disparut qu'après avoir duré six mois, et l'avoir épuisé et considérablement amaigri. Non-seulement il avait été obligé de renoncer à l'habitude qu'il avait contractée de fumer, mais il ne pouvait même sentir l'odeur du tabac sans provoquer une toux violente, et il éprouvait le même effet s'il lui arrivait de prendre la moindre quantité de vin pur. Ayant ensuite éprouvé de violens chagrins domestiques, le sommeil l'abandonna presque entièrement, ses digestions devinrent de plus en plus difficiles, et, à la suite de douleurs dans tout le côté droit, d'une gêne profonde dans l'hypochondre, on s'aperçut que le ventre était devenu dur et empâté, et que le volume du foie avait considérablement augmenté. Le teint, devenu jaune, laissait apercevoir des taches rouges sur la pommette droite. Il survint de vives démangeaisons à la peau, des inquiétudes et des crampes dans les jambes, particulièrement dans la droite. Le malade se plaignait d'avoir continuellement un goût métallique insupportable dans la bouche; il avait de vives douleurs entre les épaules et dans la région des reins. Celles-ci étaient même tellement fortes, qu'elles l'obligèrent à garder presque toujours le lit. Le plus souvent il ne pouvait marcher qu'en ayant constamment son poing fortement pressé sur le flanc, comme pour soutenir le foie. A chaque instant de la journée, surtout après ses repas, la bile lui remontait, disait-il, dans la bouche, comme si elle avait été lancée par un coup de piston. Dans le lit, il lui survenait des douleurs très vives qui passaient subitement du foie au côté occupé par la rate; il avait chaque nuit des pertes séminales à peine provoquées par des rêves, et des sueurs très abondantes, lui qui n'avait, assure-t-il, jamais sué de sa vie. Enfin sa voix était cassée et sa respiration courte et extrêmement pénible, surtout lorsqu'il fallait monter un escalier. Sangsues souvent répétées à l'anus, bains de toutes espèces, ventouses, vésicatoires, sétons, il avait tout épuisé, et n'en était pas moins dans un état déplorable, lorsqu'il fut amené à Vichy, le 15 juin 1834, par M. Pinel Grandchamp, son médecin et son ami. Son foie, à cette époque, occupait tout le côté droit du ventre et s'étendait même un peu du côté gauche; il était en saillie de plus de dix-huit lignes, dur comme du marbre, et descendait jusqu'à l'aine. Le ventre était partout extrêmement dur, tendu, et la circulation était tellement gênée dans les vaisseaux de l'intérieur, que les veines de la peau étaient grosses comme le doigt. Cet état avait été parfaitement constaté avant son départ de Paris, par plusieurs médecins, indépendamment de M. Pinel-Grandchamp, et, entre autres, par MM. Rostan, Vareliaud, Hippolyte Petit et Salone.

Il supporta le voyage beaucoup mieux qu'il ne l'avait espéré. Pendant les trois premières nuits qu'il passa à Vichy, il lui fut impossible de se coucher; il les passa assis sur son lit, enveloppé dans sa couverture. Couché sur le côté droit, la pression sur le foie le faisait souffrir, et lorsqu'il se mettait sur le côté gauche, il lui semblait que le foie était adhérent aux côtes, et que, abandonné dans cette position à son propre poids, il était prêt à opérer un déchirement. Le premier jour, il prit un bain avec seulement un tiers d'eau minérale, et but deux verres d'eau de la fontaine de la Grande-Grille. Il ne put d'abord aller de son hôtel à l'établissement thermal, quoiqu'il n'y eût qu'une très petite distance, sans se reposer au moins trois fois; mais la quantité d'eau en boisson fut graduellement augmentée, ainsi que la proportion d'eau minérale dans les bains, et les forces, l'appétit et le sentiment du mieux augmentèrent dans la même proportion. Huit jours après son arrivée, il allait déjà à l'établissement thermal sans s'asseoir; il buvait par jour six verres d'eau de la fontaine de la Grande-Grille, et prenait un bain d'eau minérale pure.

Le premier bain d'eau minérale pure que je lui fis prendre produisit un effet assez singulier, que je n'ai jamais observé que chez ce malade : il lui survint une salivation tellement forte, que la salive s'échappait de sa bouche par un filet continu et non goutte à goutte, mais cet effet ne dura pas.

Ayant observé que l'eau minérale, en agissant sur le foie, agissait en même temps sur les intestins et qu'elle y déterminait quelques douleurs; ayant remarqué aussi que ses pertes séminales avaient presque toujours lieu vers cinq heures du matin, époque où il était ordinairement assoupi, il prit le parti de se lever à la pointe du jour et de se coucher régulièrement entre huit et neuf heures du soir. Le matin, ayant toujours bu ses eaux et pris son bain de très bonne heure, il rentrait dans sa chambre, prenait un lavement émollient presque froid, et le gardait pendant près d'une heure, couché sur son lit. Avec ce régime, ses douleurs d'entrailles et ses pollutions disparurent complètement.

Je ne suivrai pas le cours de ce traitement jour par jour. Je dirai seulement que le mieux continua avec une progression presque régulière, et qu'il ne fut traversé par aucun autre accident qu'une très forte indigestion qui fut occasionée par les secousses d'une voiture très dure, en sortant de déjeûner. Pendant deux mois et demi qu'il dura, nous ne fîmes que deux interruptions, lorsque le malade se sentait entièrement saturé par les eaux. Cet état se manifestait chez lui par une fatigue générale, un peu de sensibilité dans le foie, une certaine répugnance pour l'eau en boisson, et un autre symptôme assez singulier, qui était un engourdissement total du bras gauche, qui lui semblait froid et dans lequel il éprouvait un picotement continuel. Le quinzième jour du traitement, M. H..... prenait déjà deux bains d'eau minérale pure et huit verres d'eau de la fontaine de la Grande-Grille. Enfin, il finit par prendre, tous les jours, dans le dernier mois, dix verres d'eau de la Grande-Grille, deux bains d'eau minérale pure, deux douches, et il buvait encore, à chaque repas, un litre d'eau de la source des Célestins. Il y ajouta même, pendant quelque temps, un lavement d'eau minérale pure qu'il supporta sans en éprouver le moindre malaise.

A son départ, qui eut lieu le 30 août, son appétit était excellent; il digérait de tout. Son ventre lui semblait presque entièrement libre. Il n'avait plus de goût métallique dans la bouche, plus de douleurs

3.

dans les reins. Ses jambes avaient retrouvé une grande partie de leur force, et le foie avait beaucoup diminué de volume et de dureté.

M. H..... ne retourna pas directement à Paris; il fut passer quelques mois en Champagne où son foie continua à diminuer. Là, il vécut sobrement, fit un grand usage de raisin bien mûr, prit beaucoup d'exercice à pied et de préférence sur le haut des montagnes; il voulut même travailler à la terre. En suivant ce régime, il fut dans le cas, à la fin de novembre, de suivre une chasse au cerf, à pied, pendant environ douze lieues, chemin qu'il estima par une marche à-peu-près continuelle, depuis six heures du matin jusqu'à six heures du soir, sans s'être assis un seul instant.

Lorsque je revis ce malade à Paris, à la fin de décembre, je fus étonné de son apparence de bonne santé. Il avait repris le teint, l'embonpoint et les forces d'un homme très bien portant; aussi ses amis qui l'avaient vu partir si malade, et qui comptait peu sur la possibilité de son rétablissement, avaient-ils de la peine à le reconnaître. Son foie avait encore considérablement diminué depuis son départ de Vichy; cependant il n'était pas encore tout-à-fait à son état normal. Quelque temps après son retour, il se sentit un peu moins bien; il se fatiguait facilement, et il lui était impossible de boire du vin pur, même en très petite quantité, sans que la poitrine en fût irritée; cependant il n'éprouva rien de grave. Il continua à observer la sobriété, et, au printemps, il prit pendant quelques semaines de l'eau de Vichy transportée.

M. H..... revint à Vichy, le 1er juillet suivant, dans un état de santé bien différent de celui où il était l'année précédente. Je voulus constater l'état du foie, et, malgré l'exploration la plus attentive, je ne trouvai plus rien ou presque rien de l'ancienne et énorme tuméfaction de cet organe. Il se mit de suite à un traitement un peu actif, qu'il supporta parfaitement. Il se trouvait si bien, et son foie me parut en si bon état que je consentis à le laisser partir après un mois de séjour.

Nul doute pour moi que la résolution si prompte et si complète d'un engorgement aussi considérable, ne doive être attribuée à ce que le malade, au lieu de ne prendre les eaux, la première année, que pendant trois semaines ou un mois, les prit pendant deux mois et demi, et surtout à la grande quantité qu'il en put supporter, tant en bains qu'en boisson, et qui entretint constamment l'alcalisation à un très haut degré. L'état moral du malade, qui a toujours été excellent, malgré une affection aussi grave et qui amène si souvent la tristesse et le découragement, n'a sans doute pas peu contribué aussi au succès que nous avons obtenu.

J'ai revu ce malade dernièrement encore. Sa santé est très bonne, et tout fait croire qu'il est complétement rétabli.

Après les engorgemens du foie, ceux dans lesquels les eaux de Vichy réussissent le mieux, sont les engorgemens de la rate. Mais ces affections qui nous viennent en si grand nombre de tous les pays où règnent ordinairement des fièvres intermittentes, présentent de si grandes différences, suivant leur ancienneté, leur volume, leur consistance et les altérations qu'elles peuvent avoir subies, que l'on comprendra sans peine que ces eaux ne soient pas également efficaces dans tous les cas.

Quand ces engorgemens sont récens, auraient-ils un grand volume, en général, à moins qu'ils ne tiennent à un trouble permanent de la circulation, comme dans certaines affections organiques du cœur, on en obtient facilement la résolution ; mais lorsque les malades ont eu un grand nombre d'accès de fièvre ; lorsque surtout la fièvre s'est renouvelée, à certaines époques, pendant des années, comme on en voit de si nombreux exemples parmi les habitans de certaines contrées marécageuses, la guérison devient beaucoup plus difficile et plus longue à obtenir. Il n'est même guère permis de compter sur une guérison complète, lorsqu'ils ont envahi une grande partie ou, comme on en voit assez souvent des exemples, la presque totalité du ventre, et qu'ils ont acquis une très grande dureté. Que peut-on espérer, à plus forte raison, dans tous les cas où ils sont déjà le siège d'altérations organiques?

Ces engorgemens sont en général peu douloureux, et même le plus souvent tout-à-fait indolens. Les malades ne s'en plaignent ordinairement ; ils ne se doutent même quelquefois de leur existence que lorsque, par leur volume, ils compriment les organes du bas-ventre, refoulent le diaphragme et, par conséquent, troublent les digestions, gênent la respiration, et amènent quelques désordres dans les fonctions du cœur; ou, lorsqu'ils s'aperçoivent que leur teint s'altère.

Comme ils paraissent être presque entièrement formés par du sang qui, déposé dans le parenchyme de la rate par les congestions successives déterminées par les accès de fièvre, s'y est accumulé en se coagulant, c'est évidemment le cas, ce me semble, d'alcaliser les malades, de les saturer fortement, quand toutefois leur état général le permet, afin de rendre au sang coagulé la fluidité qu'il a perdue, et de le mettre dans le cas de pouvoir être repris par les vaisseaux et reporté dans la circulation. Je crois du moins avoir remarqué que ces engorgemens guérissent d'autant mieux que les malades ont pu être alcalisés davantage, et qu'ils l'ont été pendant un temps plus long.

Il n'est pas d'affections dans lesquelles on conseille plus généralement les douches que dans celle qui nous occupe, soit comme moyen révulsif, soit pour exciter un peu la vitalité de l'organe malade. La plupart des médecins les considèrent comme un moyen très puissant, et les malades eux-mêmes sont tous si pénétrés de cette idée, qu'ils ne croiraient pas pouvoir guérir si on ne leur en donnait pas. Je crois aussi que ce moyen peut être utile dans certains cas; cependant je suis loin de le croire aussi efficace qu'on se l'imagine généralement. En cherchant à m'éclairer sur le mode d'action des eaux de Vichy, et voulant particulièrement m'assurer si leur efficacité dans les cas d'engorgemens ne devait pas être surtout attribuée à l'alcalisation, j'ai quelquefois traité comparativement des malades, dans des conditions à-peu-près semblables, les uns avec de l'eau en boisson, des bains et des douches, les autres se bornant à prendre de l'eau en boisson et des bains, et j'ai constamment remarqué que ceux qui ne faisaient que boire et se baigner, pourvu qu'ils fussent habituellement alcalisés, guérissaient tout aussi sûrement et tout aussi promptement que ceux qui ajoutaient des douches à ce même traitement. D'ailleurs, les douches excitent souvent beaucoup trop certains malades très nerveux, et on pourrait quelquefois déterminer dans ce cas des accidens graves, si on voulait insister sur ce moyen. Je crois que les douches doivent être employées avec discernement, et qu'elles ne sont pas applicables dans tous les cas et chez tous les malades.

Les eaux de Vichy réussissent très bien aussi dans les engorgemens du système lymphatique, surtout lorsqu'ils occupent les ganglions mésentériques; elles agissent seulement beaucoup plus lentement que dans les affections précédentes; mais on conçoit qu'ici encore il y a des distinctions à établir. Elles réussissent d'autant mieux que ces engorgemens sont moins anciens, moins durs et moins volumineux. Elles ne peuvent évidemment convenir lorsqu'ils sont compliqués d'une inflammation , encore à l'état aigu, du canal intestinal, et encore moins lorsque les glandes du mésentère sont le siège de tubercules à l'état de ramollissement, ou de quelques autres altérations organiques.

Elles produisent surtout d'excellens effets chez les enfans scrofuleux. Après quelque temps de leur usage, ils prennent un meilleur teint, leurs digestions se font mieux, leurs forces se développent, et leur ventre, s'il était auparavant gros et empâté, acquiert de la souplesse et revient à son état normal. Lorsqu'ils ont eu des abcès qui suppurent encore, comme on en observe si souvent autour de la mâchoire inférieure, ces abcès prennent assez promptement un nouvel aspect. Les trajets fistuleux et les plaies qui en résultent deviennent d'un rouge plus vermeil et acquièrent au bout de quelque temps tous les caractères de plaies de bonne nature. Elles paraissent en général modifier d'une manière très heureuse toutes les inflammations chroniques de nature

guérison dans des cas de ce genre, et un grand nombre d'autres dans lesquels ces eaux ont déjà procuré une très grande amélioration.

Il nous vient même assez souvent à Vichy des malades qui portent depuis très long-temps, dans le ventre, des tumeurs d'un très grand volume, très dures, presque toujours indolentes, plus ou moins mobiles, ayant probablement débuté par le gonflement de quelque ganglion lymphatique ou paraissant avoir leur siège dans les ovaires, et que l'on considère ordinairement comme étant de nature squirrheuse. Je n'ai point observé, dans ce cas, de guérisons complètes, je doute même qu'elles soient possibles, surtout lorsque ces tumeurs sont très anciennes. Cependant, dans toutes les affections de ce genre dans lesquelles j'ai essayé l'usage des eaux, j'ai constamment remarqué qu'en alcalisant fortement les malades, on obtenait une diminution notable dans le volume des tumeurs et dans leur dureté, et qui pouvait raisonnablement faire espérer, sinon un entier succès, au moins une amélioration beaucoup plus grande. Mais on conçoit que, dans des engorgemens de cette nature, l'amélioration ne peut marcher qu'avec beaucoup de lenteur, qu'il faudrait que les malades consentissent à passer plusieurs mois de suite à Vichy, à y revenir pendant plusieurs années, et même, dans l'intervalle des saisons, lorsqu'ils sont rentrés chez eux, à ne pas abandonner tout-à-fait ce mode de médication. Malheureusement il n'est pas facile d'obtenir d'eux, surtout lorsqu'ils souffrent peu, la persévérance et la suite que demanderait un semblable traitement. J'ai donné des soins à une femme d'environ trente-huit ans, qui est venue à Vichy pendant les saisons de 1833 et de 1834, et qui portait, dans la région ombilicale, une tumeur ayant huit à neuf pouces de diamètre. Cette tumeur avait sans doute commencé à se développer depuis fort long-temps, mais il n'y avait que deux ans qu'on en avait constaté l'existence. Elle était ronde, mobile, très dure et tout-à-fait indolente. La santé de la malade paraissait d'ailleurs excellente : elle était très grasse et ses digestions n'étaient nullement troublées par la présence de la tumeur, dont le poids seul l'incommodait un peu. Pendant la première saison, le traitement n'ayant pas été très actif, la tumeur n'éprouva que peu de changement; mais pendant la saison de 1834, je lui fis boire de l'eau en plus grande quantité; elle prit aussi un certain nombre de douches, et surtout des bains d'eau minérale pure, qu'elle répétait souvent deux fois par jour. Je cherchai enfin à amener une forte alcalisation, et lorsqu'elle quitta Vichy, après six semaines de traitement, la tumeur avait très sensiblement diminué de volume et surtout de dureté. Je regrette beaucoup que cette malade ne soit pas revenue.

Je citerai encore le fait suivant : une dame de Roanne, âgée de 45 ans, vint à Vichy à la fin de mai 1833. Elle avait à la partie inférieure et gauche du ventre une tumeur qui, dans l'espace de cinq à six ans, avait atteint un volume considérable. Cette tumeur présentait tous les caractères d'un squirrhe et me parut appartenir à l'ovaire : elle semblait sortir du bassin, et elle s'élevait au-dessus du pubis sur lequel elle était appuyée. Elle avait la grosseur de la tête d'un enfant; elle était ronde, très dure et assez mobile. En l'embrassant à sa partie inférieure avec les deux mains, on la détachait du pubis, et on l'en éloignait d'environ un pouce avec assez de facilité. Elle n'était pas sensible à la pression ; cependant, la malade ne pouvait pas marcher long-temps, ni même rester debout, sans éprouver une douleur assez vive, qui m'a paru tenir à ce que, dans cette position, cette tumeur était posée, et appuyait de tout son poids sur le pubis. Cette malade ne put rester, cette année-là, qu'un mois à Vichy, et cependant, elle trouvait déjà qu'elle était plus libre, que la marche était plus facile, et qu'elle pouvait rester plus long-temps debout sans souffrir. La tumeur n'avait pas diminué sensiblement de volume, mais elle était évidemment beaucoup moins dure. Cette malade est revenue en 1834, et, cette fois, elle a pris les eaux depuis le 27 mai jusqu'au 11 juillet. La légère amélioration qu'elle avait obtenue l'année précédente, s'était maintenue pendant assez long-temps, mais depuis quelques mois, elle souffrait un peu, et la marche était surtout très pénible, à cause des douleurs qu'elle déterminait dans la tumeur. Cette dernière n'avait cependant pas fait de progrès bien sensibles ; elle avait seulement un peu moins de mobilité que l'année précédente. Je mis promptement la malade à un traitement assez actif. Elle but beaucoup, prit des bains dans lesquels elle restait long-temps, des douches et même des lave-mens d'eau minérale. Au bout de quinze à vingt jours, la marche commença à devenir plus libre et moins douloureuse. La tumeur était aussi plus mobile et un peu moins dure. Lors du départ de la malade, que je regrettai de ne pouvoir pas retenir plus long-temps, elle soutenait une marche assez longue sans se fatiguer ; la tumeur me parut moins grosse, et en la pressant entre les deux mains, on

était surtout frappé de la différence que l'on remar-
quait dans sa dureté, ce qui me permit de distinguer, pour la première fois, à son sommet, une
sorte de plaque qui était restée très dure, et qui,
sous ce rapport, faisait contraste avec le reste de la
grosseur. On aurait dit qu'une partie de son enve-
loppe était devenue cartilagineuse.

Ces observations, comme on voit, sont restées
incomplètes, et j'en ai plusieurs autres jusqu'à présent dans le même cas; mais ne suffisent-elles pas
cependant pour démontrer combien les eaux de
Vichy sont puissantes, comme remède fondant,
puisque, même dans les tumeurs de la nature de
celles dont je viens de citer des exemples, et contre
lesquelles les moyens ordinaires de la médecine
restent presque toujours complètement impuissans,
elles peuvent en si peu de temps amener une amélioration aussi notable? Les effets qu'elles produisent, dans ce cas, ne doivent-ils pas faire espérer que l'on arriverait à des résultats plus heureux,
si les malades venaient plus tôt se soumettre à leur
action, s'ils voulaient consacrer au traitement un
temps plus long, et si, rentrés chez eux, ils ne dé-
truisaient pas le plus souvent, par un mauvais régime, tout le bien que les eaux avaient produit?

Les eaux de Vichy conviennent parfaitement dans
les engorgemens de la matrice, c'est-à-dire dans son
inflammation chronique, avec tuméfaction du col
ou du corps de cet organe. Les conditions essen-
tielles de leur emploi dans ce cas, sont que l'inflammation ne soit plus à l'état aigu, et qu'on ne puisse
pas supposer non plus l'existence d'une affection
cancéreuse. Si la malade était dans cette dernière
condition, si surtout il y avait déjà des ulcérations

calmer, pour que les bons effets des eaux puissent se manifester. Aussi est il important que les malades en quittant les eaux, continuent quelque temps encore à observer le régime qui leur a été prescrit pendant qu'ils les prenaient, qu'ils s'abstiennent de tout remède un peu actif, et qu'ils évitent enfin tout ce qui pourrait en troubler l'action.

Le succès du traitement dépend beaucoup du régime que les malades observent, soit pendant qu'ils font usage des eaux, soit quelque temps après; mais malheureusement il est souvent difficile d'obtenir qu'ils suivent, sous ce rapport, les conseils du médecin : ou ils mangent trop, ou ils font usage d'alimens peu convenables. Aussi voit-on souvent l'urine devenir acide après les repas, quoique ayant été trouvée très alcaline avant de se mettre à table. Il faudrait particulièrement éviter avec soin tous les acides, et, sous ce rapport, supprimer le vin, ou du moins en boire très peu et encore étendu d'une grande quantité d'eau. Le régime laiteux doit aussi être défendu. En effet, quoique le lait soit ordinairement parfaitement digéré par les malades qui prennent les eaux de Vichy, il paraît néanmoins qu'il en neutralise les effets. « J'ai vu souvent, dit « M. d'Arcet (*première note pour servir à l'histoire* « *des eaux thermales de Vichy. Annales de chimie* « *et de physique*, 1826), mes urines cesser tout-à- « coup d'être alcalines après avoir déjeuné avec du « lait chaud sucré ». Pour obvier à ces inconvéniens du régime, qu'il n'est pas toujours facile d'éviter, je crois qu'il est bon, toutes les fois que la susceptibilité de l'estomac ne s'y oppose pas, que les malades boivent un peu d'eau minérale aux repas, soit pure, soit coupée avec une certaine quantité d'eau douce. C'est d'ailleurs un moyen de rendre le traitement beaucoup plus actif.

Je terminerai par les réflexions suivantes :

Si les eaux de Vichy, qui sont essentiellement alcalines, sont le meilleur moyen de combattre les affections chroniques, comme il est difficile d'en douter, ne verrait-on pas moins de ces affections se prolonger indéfiniment et amener souvent des désordres qui les rendent alors tout-à-fait incurables, si, aussitôt que les inflammations aiguës, qui les précèdent ordinairement, sont calmées, l'on avait recours à des boissons alcalines et à des bains de même nature, dont on proportionnerait l'activité à l'état d'irritation dans lequel pourrait encore se trouver l'organe malade?

Ne devrait-on pas surtout éviter, dans ce cas, l'usage des boissons acides qui doivent nécessairement avoir pour effet de favoriser la coagulation de la lymphe, et de contribuer ainsi à l'engorgement des tissus?

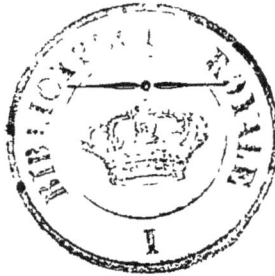

IMPRIMÉ CHEZ PAUL RENOUARD, RUE GARANCIÈRE, N° 5.